NOTICE MÉDICALE

SUR L'ACTION THÉRAPEUTIQUE

DES EAUX MINÉRALES

DE BONDONNEAU

Près de Montélimar (Drôme).

EAUX MINÉRALES ALCALINES, GAZEUSES, SILICEUSES,
SULFUREUSES, IODURÉES ET FERRUGINEUSES.

NOTICE MÉDICALE

SUR L'ACTION THÉRAPEUTIQUE

DES

EAUX MINÉRALES

DE BONDONNEAU

Près de Montélimar (Drôme)

PAR LE Fᵗ° ALEXIS ESPANET

Médecin à Montélimar.

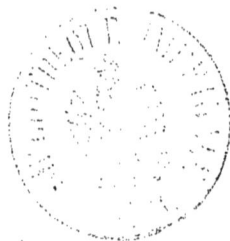

LYON

IMPRIMERIE ET LITHOGRAPHIE DE BAJAT FILS,
Cours de Brosses, 9, à la Guillotière.

1859.

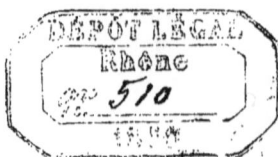

NOTICE MÉDICALE

SUR L'ACTION THÉRAPEUTIQUE

DES EAUX MINÉRALES

DE BONDONNEAU

Près de Montélimar (Drôme).

CHAPITRE PREMIER.

PROLÉGOMÈNES

La Thérapeutique avoue une certaine pauvreté au milieu du grand nombre de sources d'eaux minérales qu'elle possède, et qui se peuvent classer en sulfureuses, ferrugineuses, salines, acidulées. Aussi n'en distingue-t-elle que plus volontiers celles qui contiennent des principes médicamenteux spéciaux : l'iode surtout et le brôme, les silicates eux-mêmes.

Jusqu'à présent, ces substances ont été vivement et curieusement recherchées dans des établissements thermaux situés hors de la France. Aujourd'hui les eaux de Bondonneau, que nous désignerons sous le nom de Salviennes, remplissent cette lacune dans les eaux minérales de notre patrie.

Ces Eaux étaient connues des Romains, qui avaient

établi sur le plateau de l'établissement actuel, aux portes de Montélimar, des thermes immenses et splendides, dont nous venons de découvrir les ruines.

L'abbé Expilly qui écrivait en 1766, parle de ces eaux sous le nom de Saintes-Fontaines, nous l'emploierons quelquefois. — Voici ce qu'on trouve dans son *Dictionnaire*, au mot Montélimar, dont l'article lui a été fourni par notre ancien compatriote, le docteur Menuret.

« Ses bons effets y rendent chaque année le concours » plus considérable. Ces eaux pèsent peu sur l'estomac, » purgent assez, et entraînent facilement la bile. Elles » passent aussi par les urines. Les gens jaunes, bilieux, » ceux qui ont des obstructions, des embarras de foie, » en éprouvent de très-heureux effets. C'est un remède » fort agréable et utile. Elles sont aussi propres, soit » par les principes qu'elles contiennent, soit par la dis- » sipation qu'elles occasionnent, à dissiper cet état de » langueur si commun aux jeunes filles pubères, aussi » contraire à leur santé qu'à leur figure. »

C'est à peu près dans les mêmes termes qu'en ont parlé quelques écrivains du Dauphiné. Ces auteurs se sont contentés de mentionner quelques effets primitifs et généraux de ces Eaux, sans rechercher les modifications profondes et salutaires qu'elles déterminent dans l'économie.

Ces modifications, nous allons les signaler, en donnant l'analyse de toutes nos expérimentations, et d'un grand nombre d'observations cliniques recueillies avec un soin de tous les jours. Nous en citerons peu, et seulement pour appuyer et rendre plus claires les indications posées dans chaque chapitre.

Un jeune chimiste de Montélimar, M. Brun, pharmacien, remit en honneur il y a peu d'années, ces Saintes-Fontaines, que le peuple n'avait jamais oubliées. Plus récemment, elles viennent d'être restaurées pleinement par une Société lyonnaise, sous les auspices et par les encouragements du vénéré docteur Gensoul dont les journaux nous apprennent la très regrettable mort, tandis que nous traçons ces lignes.

Déjà un grand nombre de médecins se sont convaincus de leur efficacité; et l'on a pu recueillir et publier quelques observations de guérisons obtenues à ces thermes.

Pour nous, domicilié depuis cinq ans à Montélimar, nous prîmes à cœur, dès les premiers jours, de nous édifier sur l'action d'une eau minérale qui se révélait avec tous les caractères d'un médicament de haute portée. Cinq années d'expérience et d'un emploi très étendu de cette eau, nous ont permis d'en déterminer les propriétés thérapeutiques, et de signaler avec quelque précision leur caractère propre.

L'on en jugera :

Le vague thérapeutique est une des choses que nous détestons le plus. Essayez, dit-on, essayez ceci ou cela, essayez de ces eaux; c'est au moins peu scientifique. On sait, néanmoins, que les bonnes indications font les bonnes eaux, et que leur absence constitue un abus non moins préjudiciable aux malades qu'aux établissements où ils se rendent. Il n'en sera pas autrement tant qu'ils seront privés d'une étude raisonnée et expérimentale des propriétés de leurs Eaux. Nous ne voulons pas dire que celle-ci soit complète; mais nous la croyons dans la bonne voie. Basée sur des faits, le temps la consacrera, et lui donnera toute son extension.

Désireux de nous borner dans ces pages à la thérapeutique des Eaux salviennes, nous renvoyons à parler de Montélimar, du plateau de Bondonneau, des couvents de Maubec et d'Aiguebelle, dans une prochaine brochure plus spécialement destinée aux personnes qui, venant aux eaux, éprouveront le besoin de se livrer à des excursions dans le voisinage. Nous les conduirons à toutes les ruines éparses en grand nombre sur un sol,

où se sont succédé tant de générations de peuples divers. Nous leur montrerons ce qui reste des postes mi-
litaires des Romains, de leurs villes, de leurs temples,
de leurs thermes. Nous ferons lire dans ces ruines, tantôt debout, tantôt ensevelies, la grandeur du peuple-
roi et les traces des Visigoths, des Alains, des Lombards,
des Bourguignons, des Sarrazins. Nous visiterons Montélimar et sa nécropole romaine aux tombeaux si riches
en antiquités. Cette brochure sera le complément de celle-
ci, et devra former avec elle un seul et même volume.

Nous ne nous arrêterons pas à parler de la pureté de
l'air et de la douceur du climat, des facilités et du con-
fortable qui attendent les baigneurs sur ce plateau pri-
vilégié, aux portes de Montélimar et à 3 kilomètres de
sa gare, sur la grande voie ferrée de Marseille à Lyon.
Tout cela attend le lecteur dans notre prochain opuscule : Et ne faut-il pas que nous y fassions connaître les
divers hôtels, les diverses galeries de bains, les salons,
la chapelle, les promenades ?

Terminons cet avant propos par l'analyse des Eaux
qui nous occupent. Elle est de M. Ossian Henry :

Acide sulfhydrique libre, indiqué, mais très sensible à la source.		
Acide carbonique libre	2/3 du volume d'eau.	
Bicarbonate de chaux	grammes.	
Id. de magnésie	0,390	
Id. de soude	0,006	
Sel de potasse	sensib'e.	
Sulfates supposés anhydres { de soude, de chaux, de magnésie }	0,04 ;	
Chlorure de sodium	0,030	
Iodure et bromure alcalins	0,008	
Principe arsénical arséniaté	indiqué.	
Sesqui-oxyde de fer avec manganèse	0,002	
Silice et alumine	0,128	
Phosphate terreux	indiqué.	
Matière organique azotée	indéterminée.	

POUR UN LITRE.

Cette composition, aussi riche que spéciale, promettait beaucoup, son ensemble toutefois a tenu plus encore. Les éléments minéraux de ces sources font soupçonner une origine basaltique ou volcanique. Nous pensons aussi qu'elles viennent des volcans éteints du Chénévari, dans l'Ardèche, à 15 kilomètres du lieu de leur émergence. Nous dirons dans la publication supplémentaire dont nous avons parlé, ce que nos recherches et l'étude géologique de la contrée nous ont permis de penser à cet égard.

Puisse la Société des Eaux salviennes, ou de Bondonneau, convaincue de leur importance, continuer sa tâche avec courage, et doter la France d'un établissement thermal digne de son antique splendeur. L'efficacité toute spéciale de ces Eaux contre les maladies les plus fatales de notre époque, et la découverte que nous avons faite des thermes romains, leur donnent la double consécration des guérisons et de l'antiquité.

CHAPITRE II.

Action générale des Eaux minérales de Bondonneau.

Effets primitifs et secondaires. — Indication spéciale suivant l'âge, le tempérament et la constitution des sujets. — Médication thermale. — Dose et durée du traitement. — Régime et hygiène.

Nous entendons par action générale, celle qui porte sur l'ensemble de l'économie, ou qui, se faisant sentir en des parties distinctes, est due à l'intervention des systèmes nerveux, ou sanguin, ou à tous les deux à la fois. Cette action générale se distingue de l'action spéciale, en ce qu'elle s'exerce de prime-abord et directement sur ces deux systèmes. Aussi les symptômes qui en résultent peuvent-ils s'appeler primitifs.

Les effets secondaires des eaux sont électifs; seuls ils appartiennent à la thérapeutique, parce qu'ils attestent un changement dans la crase des humeurs, et par elle, des modifications dans les sécrétions, dans les excrétions, dans la nutrition et dans les tissus eux-mêmes. Ces effets électifs sont indiqués par les caractères des maladies guéries et guérissables aux thermes salviens.

Nous les constaterons dans les chapitres destinés à la thérapeutique, et dans les observations cliniques.

Nous bornant donc ici aux effets généraux, ou primitifs, nous allons en donner un sommaire que nous ferons suivre de conseils pratiques d'une importance majeure pour le succès du traitement.

Ces effets généraux se développent plus ou moins rapidement, suivant la constitution des sujets. Ils se prononcent généralement de la première à la deuxième semaine. Ils consistent en une plus grande irritabilité ; il y a de la tension dans la fibre, le moral est plus impressionnable, bien souvent il existe un état nerveux, que les malades expriment en disant qu'ils ont les *nerfs agacés*. Plus les sujets sont nerveux, plus ces effets sont prononcés. Il s'y joint fréquemment des prurits et des picottements à la peau, des frissons et des bouffées de chaleur, une céphalalgie sus-orbitaire, des pesanteurs de tête, de la somnolence, des palpitations, et souvent une augmentation de l'appétit.

Cette excitation nerveuse et sanguine, prélude des effets électifs, éprouve des variations par les doses, non moins que par les tempéraments. Ainsi, des personnes qui ne prenaient qu'un verre par jour de ces eaux, mitigées par leur mélange à un litre d'eau commune, n'en ont ressenti que les effets curatifs après un temps convenable ; tandis que d'autres, plus nerveuses et plus irritables encore que les premières, ne pouvaient prendre même cette dose, ou éprouvaient les effets irritatifs que nous venons de signaler, et se voyaient forcés d'en suspendre l'usage.

Pendant que ces effets dominent, les sécrétions sont moindres, les surfaces exhalantes sèches et chaudes ; c'est l'ordinaire ; mais il est quelques cas où les sécrétions sont augmentées, soit par un effet nerveux, soit par une excitation d'organes qui, étant affaiblis, reviennent sous l'empire de cette première impression des Eaux à leur état normal ; c'est l'exception. Nous mentionnerons encore les cas où des personnes qui en boivent beaucoup, éprouvent des sécrétions abondantes par les urines, par les selles, par les sueurs et par la salive. Ces sécrétions exagérées de prime-abord n'ont jamais été à nos yeux qu'un effet éliminateur de l'organisme, un effet qui appartient plutôt à la quantité qu'à la qualité des doses absorbées.

Nous avons encore remarqué parmi les effets généraux, des irritations passagères du larynx, la diminution de la sécrétion du lait, quelques démangeaisons avec petits boutons aux parties apparentes de la peau, surtout au cou, au front et aux bras; ces boutons ressemblaient beaucoup à ceux qui naissent à ces endroits pendant les chaleurs de l'été; mais comme nous les avons observés pendant l'hiver et plus d'une fois, nous les croyons un effet de ces eaux. Nous leur attribuons également une espèce de vertige avec sensation de plénitude de la tête, que nous avons remarqué un grand nombre de fois, principalement chez les sujets sanguins et lymphatiques-sanguins, et plus encore chez les adultes d'un tempérament nerveux allié à une excitation sanguine habituelle.

L'appétit est généralement excité pendant la première période d'action, l'action générale, c'est le phénomène le plus persistant, celui qui, dans la plupart des cas, n'éprouve aucune diminution. Cet effet remarquable est dû, dans le commencement, à l'action générale; et il persiste, parce que l'action spéciale de ces eaux affecte le système nutritif, exalte la plasticité, et procure une hématose plus parfaite.

La menstruation est une des fonctions qui se ressentent le plus de leur usage. Les règles en sont généralement hâtées et augmentées; c'est leur effet spécial et durable. Mais il n'est pas rare que dans les premiers quinze jours de leur emploi, cette évacuation s'accompagne de quelque difficulté : Coliques légères, chaleur au bas-ventre, sécheresse des parties et cessation des flueurs blanches préexistantes : c'est l'effet général irritatif. Les organes génitaux chez l'homme offrent des phénomènes analogues, d'où nous avons pu conclure à la guérison de certaine faiblesse de ces organes : ce que l'expérience a parfaitement confirmé.

Ainsi donc, les Eaux salviennes ont un premier effet irritatif, excitant des systèmes nerveux et sanguin, mais dans des limites bornées, et jamais assez incommodes pour devenir une indisposition. L'effet qui se déclare ensuite, et qui peut être appelé secondaire, consiste dans le retour à l'harmonie fonctionnelle, en une nutrition meilleure, résultat d'une élaboration normale des humeurs, et d'une sanguification plus louable, plus complète. Cet effet est durable, permanent, et amène la disparition de diverses maladies des systèmes lymphatiques et veineux, de diverses affections nerveuses symptômatiques d'une diathèse, des maladies, en un mot, dont nous avons à parler, sans exclure certaines maladies particulières dont nous donnerons aussi un aperçu, et que les Eaux attaquent par leurs propriétés électives.

Il résulte de ces observations qu'il n'est pas indifférent d'en prendre telle ou telle quantité, ni d'en user pendant un temps plus ou moins long. Il en résulte encore que certaines personnnes s'en trouvent moins bien que d'autres. Voici, sur ces différents sujets ce que l'expérience nous apprend.

Les personnes d'un tempérament sanguin, robustes, celles que travaillent une hypertrophie du cœur, ou une pléthore sanguine des organes respiratoires ou du cœur, doivent s'en abstenir. Cependant l'on ne confondra pas des palpitations, et certaines affections du cœur dues à la faiblesse, avec une affection inflammatoire et sanguine de cet organe.

Les personnes éminemment nerveuses et d'une constitution sèche s'en trouvent ordinairement fort irritées, et doivent aussi s'en abstenir, à moins que l'asthénie et la scrofule ne soient la cause de cet état nerveux, ou n'y contribuent pour une bonne part.

Les enfants, presque sans exception, les vieillards en

grand nombre, les tempéraments lymphatiques, lymphatiques-sanguins, bilieux et veineux, s'en accommodent
le mieux, et trouvent à ces thermes les guérisons les
plus faciles et les plus certaines; enfin, les femmes en
général, en ont plus besoin que les hommes.

Il est important d'en surveiller les premiers effets;
car le médecin y découvre aisément des indications pour
les doses à employer, et des signes qui lui permettent
de déterminer la durée de leur emploi.

Le plus ordinairement il suffit d'un bain d'une heure
et de quatre verres par jour. L'usage d'en boire en ou-
tre pendant les repas, ne convient qu'au petit nombre,
et à ceux dont la puissance digestive assimile les substances ingérées, aussi facilement qu'elle les élimine par
les selles, les urines et les sueurs. C'est ce qui explique
comment certaines personnes en boivent chaque jour plusieurs bouteilles, prennent des bains de plusieurs heu-
res, n'usent que de cette eau aux repas, et n'en ressentent d'autres effets que de manger beaucoup, de digérer
parfaitement et de jouir d'une plus grande activité physique et morale.

Un plus grand nombre de personnes s'accommodent
mieux des doses moyennes que nous avons indiquées.
Mais il n'est pas rare que des doses moindres soient né-
cessaires, et que même certaines guérisons ne s'obtien-
nent qu'avec des doses très-faibles. Ainsi nous avons
constaté la guérison d'une affection dartreuse au moyen
d'un verre de cette Eau mêlée à un litre d'eau commune pris en quatre ou cinq fois dans les vingt-quatre heu-
res, pendant cinq semaines.

C'est du reste au médecin, et uniquement à lui, de
préciser la quantité d'eau à prendre, d'en mitiger les doses, de déterminer la longueur du traitement. C'est à lui
aussi de désigner la source dont il faut user à table ou
comme médicament. Deux sources principales sont les
plus usitées : la Salvienne ou Romaine, et la Sainte-

Fontaine. Dans le cours de ce travail nous n'entendons parler que de la source la plus active et la plus minéralisée.

L'Eau de table elle-même ne convient pas à tous les estomacs à cause du gaz acide carbonique qu'elle contient. On sait que les eaux gazeuses ne laissent pas d'avoir des propriétés thérapeutiques, et par conséquent ne sont pas utiles à tous. Au médecin seul il appartient de faire ce discernement.

On va voir que, s'adressant à des diathèses souvent renforcées d'une disposition héréditaire ou d'un principe morbide acquis, il faut du temps à ces eaux si actives, pour changer la crase des humeurs, en reconstituer les éléments, provoquer une meilleure élaboration des sucs nutritifs, dégager des tissus obstrués, en réparer les désordres, activer la circulation, tonifier l'organisme, tarir la source des sécrétions qui épuisent de longue main, etc.....

Par leur emploi méthodique, elles imprègnent l'économie de leurs éléments, et font ressentir leur action au delà d'un mois après qu'on en a cessé l'usage. Des malades peu satisfaits de leur efficacité pendant toute la saison, se sont trouvés guéris après leur retour chez eux. La plupart des personnes faibles, lymphatiques, travaillées par la scrofule ou des engorgements passifs, éprouvent un soulagement marqué dès les premiers jours. A celles-là, l'action générale est aussi utile que l'action élective; les systèmes circulatoire et digestif s'en trouvent tout d'abord élevés au ton physiologique, le sang se répartit plus régulièrement, la calorification augmente, les fonctions s'activent, les sécrétions deviennent normales, et la nutrition plus complète. En un mot, la santé se rétablit au milieu des circonstances les plus favorables.

A la boisson et aux bains, il est souvent utile d'adjoindre les douches. Elles sont surtout efficaces dans le cas d'engorgement et d'induration de glandes, du foie, dans les abcès froids, les tumeurs indolentes, les tumeurs froides, la luxation spontanée du fémur, certaines tuméfactions articulaires et certaines névralgies rhumatoïdes ou arthritiques. On les dirige sur le périnée contre les inflammations chroniques de la prostate; vers le col de l'utérus contre les engorgements de cette partie, avec ou sans chute de la matrice.

Les phtisies muqueuses, les bronchites chroniques, et certaines affections asthmatoïdes, lorsqu'il y a une abondante expectoration, réclament quelquefois l'inhalation des gaz de la source, recueillis au moyen d'un appareil qui en facilite la respiration. On joint souvent à ce moyen la respiration de l'eau réduite en vapeur.

Les malades faibles, cachectiques, ne doivent pas négliger quelques exercices gymnastiques et les autres ressources d'une hygiène bien entendue. Le massage, les frictions, l'hydrothérapie elle-même, leur offrent sur les lieux d'utiles ressources; il appartient aux médecins d'en prescrire les ingénieuses applications.

Chacun sait que le régime est un des meilleurs adjuvants de toute médication. C'est particulièrement aux eaux que les médecins ont à le diriger. Nous n'avons jamais cru que des règles absolues pussent être posées en ce qui concerne les aliments et la manière de vivre. Quoi de plus varié que les habitudes et les dispositions individuelles! Or, c'est en elles que le médecin puise les raisons de ses conseils, non moins que dans la nature des maladies. Disons simplement, en général, que les aliments simples et restaurants sont les plus convenables; et que cependant on n'en tirerait pas grand profit, si la mastication était mal faite, et si la pâte alimentaire ne se trouvait pas parfaitement imbibée de salive avant sa déglutition. La meilleure pastille de Vichy ne vaut pas un atôme de salive.

CHAPITRE III.

Généralités sur l'action thérapeutique des Eaux de Bondonneau.

Indications et contre-indications de l'emploi de ces Eaux dans les maladies chroniques. — Règles pratiques et applications cliniques diverses suivant la pathogénie variée des affections chroniques.

Pour se rendre un compte exact et rigoureux de l'action d'un médicament, il faut bien savoir qu'il ne peut pas agir chez tous les malades de la même manière. D'autre part, un homme sanguin n'a pas les mêmes maladies qu'un enfant chétif; le tempérament bilieux souffre d'autres maux que ceux dont est tourmenté le tempérament nerveux ou lymphatique. Ainsi l'action des Eaux qui nous occupent varie quant à son intensité et à son électivité, tout comme les causes des maladies; de sorte qu'il importe de prendre en considération, pour l'employer utilement, non-seulement le genre de maladie, mais encore les circonstances d'âge et de tempérament du malade. C'est-à-dire qu'il faut avoir égard à la prédominance de tels et tels appareils organiques.

Maintenant, les maladies aiguës, fièvres et phlegmasies, et les maladies purement nerveuses parce qu'elles n'affectent point la crase des liquides et les tissus dans leur composition, ne sont point, généralement, du domaine des eaux minérales. Mais les maladies chroniques, se bornant ordinairement à la sphère végétative, et affectant la crase des liquides et la composition des solides, appartiennent éminemment à leur thérapeutique, à telle eau ou à telle autre, suivant le genre d'altération des liquides ou des solides, suivant l'appareil et l'organe affectés, enfin suivant la cause de ces altérations et de ces affections.

Indépendamment du virus, des vices infectants, causes multiples de pareilles affections, il arrive qu'une fièvre, une phlegmasie, la maladie la plus aiguë elle-même, laissent après elles des irritations opiniâtres, des ramolissements, des engorgements de tissus, souvent aussi une mauvaise élaboration des sucs nutritifs, en un mot des affections chroniques, c'est-à-dire des dyscrasies, des diathèses, dans lesquelles la vie végétative est lésée. Ces affections, même à l'état sub-aigu, tombent ordinairement dans le domaine des eaux minérales, par l'action directe de celles-ci sur les appareils de la vie organique et végétative.

Leur action, bien que indirecte sur les nerfs de la vie de relation, revendique une foule de maladies nerveuses, en tant qu'elles dépendent d'une affection de nerfs ganglionnaires, d'une altération des humeurs, des tissus, de la nutrition.

Il ne faut donc pas que l'on s'étonne de la faveur qui entoure les eaux minérales en général, ni, et bien moins encore, de l'attention particulière que nous donnons à celle-ci, dans cette étude méthodique, étude qui malheureusement, il faut bien le dire, manque à plusieurs établissements thermaux, où la routine dirige les malades inquiets dans ces incertaines données.

L'action élective des eaux en question, s'adapte aux affections asthéniques des systèmes lymphatiques et veineux et de tout l'appareil des vaisseaux exhalants et absorbants.

Ces affections étant diathésiques existent depuis plus ou moins longtemps, se sont établies peu à peu par une succession d'atteintes ordinairement de plus en plus rapprochées. Elles consistent souvent en un état de demisanté, fréquemment troublé par des recrudescences, la maladie restant dans l'intervalle à l'état latent. L'organisme habituellement faible, est sensible à l'excès aux moindres causes morbides ; le froid le plus léger occasionne un rhume, une diarrhée ; la moindre indisposition détermine une maladie ; et des douleurs à peine calmées reparaissent facilement.

En cet état de choses, il n'est pas rare que chez des sujets irritables, délicats et nerveux, la première impression des eaux rappelle quelque incommodité des premiers temps, une névralgie assoupie depuis des années, une dartre effacée jadis. Mais la réapparition de telles affections est éphémère, et leur peu d'intensité ne permet pas de s'en occuper autrement que pour y voir un signe des plus favorables au succès du traitement. Nous avons vu deux cas de ce genre où la guérison a été parfaite. Les voici en peu de mots.

Le premier consistait en un érythème ou espèce d'érysipèle à la figure, chez une dame d'un âge mûr ; mais elle s'en croyait débarrassée depuis plusieurs années. Lui ayant conseillé l'usage des eaux en question pour une gastro-atonie avec irritation nerveuse gastralgique et dépérissement par altération de la nutrition, elle n'en eut pas pris pendant une semaine, que la rougeur érysipélateuse reparut à la figure. Six semaines du régime des eaux la débarrassèrent de l'une et l'autre affection.

Le second cas est celui d'un homme de 45 ans, qui les prenait dans l'espérance de se débarrasser de diverses souffrances d'origine arthritique. Dès la seconde semaine, il ressentit une névralgie qu'il n'avait pas éprouvée depuis dix ans, et qui occupait le sourcil gauche et le front. Autrefois il en était travaillé dès qu'il concentrait trop longtemps son attention sur quelque sujet d'études. La persistance aux eaux le débarrassa

de la névralgie et des restes de goutte, et cette névralgie n'a pas reparu depuis quatre ans.

Dans les premiers temps de l'usage des eaux, on voit
aussi revenir à la surface cutanée certaines affections
herpétiques depuis longtemps disparues. Ces faits pro-
cèdent de l'action irritative initiale de ces eaux, et du
mouvement d'expansion vitale qu'elles déterminent en
agissant du dedans au dehors.

La manière d'agir de l'économie à l'égard des principes morbides offre des périodes distinctes très remar-
quables, analogues à l'action des eaux qui nous occupent, mais plus complètes. Au fond, la nature, la force
vitale est seule en action, et les procédés de la nature
étant toujours les mêmes, le médicament ne fait que
les solliciter et les diriger.

Partons d'un fait culminant dans la pathologie des
maladies chroniques, afin de remarquer les tendances
de la nature, et de déterminer de quelle manière la
médecine peut intervenir. L'on a reconnu à la syphilis
diverses périodes succédant à l'état aigu de l'infection
récente ; ces périodes constituent le cercle d'évolutions
du principe de la syphilis individuelle ou héréditaire,
et ont reçu les noms de secondaire, tertiaire et même
quartenaire, suivant que le principe infectant se porte
sur le système lymphatique et ses ganglions, sur la
peau, sur les membranes muqueuses, et enfin revenait
sur les organes primitivement attaqués, ou pénétrait
d'autres tissus sur les limites de sa sphère d'action ordinaire. Et c'est avec beaucoup de raison qu'on a établi ces périodes de l'infection syphilitique ; non seulement elles servent à la science du diagnostic, mais encore elles sont de la plus grande utilité dans la pratique.

C'est justement ce qu'il importe de faire pour les
autres principes des maladies chroniques : ainsi pour
le vice dartreux. Cet hydre pathologique qui s'offre

à nous tous les jours sous les mille formes incessamment variées des maladies de la peau, ne se borne pas toujours à la surface ; il est d'observation que pendant de longues vies, il va de l'extérieur à l'intérieur et *vice versâ*. L'expérience nous invite donc à établir aussi des périodes dartreuses, primaire, secondaire, tertiaire, suivant que l'affection est aiguë et siège à la peau, suivant qu'elle se jette sur les vaisseaux et ganglions lymphatiques, qu'elle envahit les membranes muqueuses, qu'elle revient à la peau, ou gagne des organes plus ou moins éloignés de son siège habituel.

Que ces principes de maladies chroniques individuelles ou héréditaires découlent d'une seule et même source, comme de la boîte de Pandore, ou qu'ils aient plusieurs racines, et qu'ils soient distincts, comme certains le prétendent ; toujours est-il qu'ils existent, qu'ils affectent successivement plusieurs tissus, et que la thérapeutique réclame des moyens appropriés à leurs diverses formes.

Oh ! véritablement hydre pathologique. Voyez un exemple : la syphilis récente et acquise est, à la vérité, manifestement une affection spéciale distincte de toute autre ; mais suivons-la dans son évolution, dans ses périodes secondaire, tertiaire et quartenaire, à travers l'organisme qu'elle enlace de mille liens, nous arrivons aux adénites, aux caries, aux affections glandulaires, muqueuses et cutanées, aux condylômes, aux fics, aux ulcérations rongeantes, phagédiniques, et jusqu'aux formes qui signalent la scrofule. Dans combien de circonstances le clinicien, cherchant à déterminer la nature d'une carie, d'un ramolissement des os, d'obstructions lymphatiques, d'ulcères, de squirres, de taches d'éruption, de végétations, n'hésitera-t-il pas à l'attribuer à la syphilis, ou à la scrofule, au vice dartreux ?

Et malheureusement peu de familles peuvent revendiquer une certaine immunité de quelques-uns de ces

maux, sous une forme ou sous une autre, au dedans ou
au dehors. On ne le sait que trop dès que l'on consi-
dère le croisement des familles et les maladies dont elles
sont affectées depuis les temps historiques; goutte, plica,
lèpre, syphilis, herpès.....; l'enfant vient au monde
avec certaines formes de quelque vice infectant; d'autres
fois ces vices se manifestent plus tard. Généralement,
aux croûtes serpigineuses, aux adénites, aux ophthalmies opiniâtres de l'enfance, succèdent les dartres, les
engorgements glandulaires, qui, à leur tour, font place à
des affections internes, gastrites, leucorrhées, laryn-
gites, céphalalgies, névroses..... Quant à l'acquisition
et à la transmission par voie de génération de ces affections herpétiques, arthritiques, scrofuleuses, cancé-
reuses, tuberculeuses, syphilitiques, cela ne supporte
aucun doute. La clinique prouve tous les jours l'existence de ces vices. Eh ! pourquoi un enfant naît-il scrofuleux, dartreux, syphilitique?...

Le lecteur comprend toute l'importance des applications pratiques à déduire de tout ce qui précède. Il ne
lui reste qu'à se convaincre de l'efficacité des eaux en
question dans une foule de cas morbides de ce genre;
et nous voulons clore ce chapitre par une courte his-
toire qui en sera une première preuve.

Une jeune dame étant allée aux eaux de Vichy, sur
la fin de la saison de 1856, pour une espèce de gastrite décorée du nom banal d'irritation, se trouva prise
au bout de quinze jours d'accidents inquiétants du côté
de l'utérus, et s'en retourna avec une leucorrhée abondante. Consulté à son passage à Montélimar, nous
eûmes bientôt la conviction, par la marche de la maladie et par le commémoratif, que nous avions à faire à
la diathèse dartreuse affectant les muqueuses, et siégeant au vagin et au col de l'utérus. Nous prescrivîmes
25 bouteilles d'Eau salvienne, et, peu de temps après
leur emploi, nous fûmes instruit de la guérison de la

leucorrhée, de la gastrite, et d'une constipation opiniâtre. Il ne resta qu'à s'occuper du col de l'utérus dont le traitement fut un peu plus long, mais non moins efficace. L'Eau de Bondonneau répétée à égale dose confirma la guérison.

CHAPITRE IV.

De l'efficacité des Eaux de Bondonneau contre les dartres.

Division pratique des dartres en deux espèces. — Forme *cutanée* et forme *muqueuse* ou *secondaire*. — Indications spéciales de l'usage des Eaux de Bondonneau. — Exemples cliniques. — Règles et contre-indications particulières. — Rôle des dartres dans la pathogénie. — Corollaire thérapeutique.

Les considérations dans lesquelles nous venons d'entrer, nous amènent naturellement à commencer par le traitement des dartres, les applications thérapeutiques des Eaux salviennes. Le lecteur est, du reste, préparé à nous suivre dans l'exposition de leur thérapeutique.

Ainsi donc, les maladies dont il est ici question sont acquises, ou en germe dans l'économie. Elles éclatent à une époque ou à une autre, et chez des sujets d'âge différent. Elles affectent des formes diverses, changent de siège, vont du dedans au dehors, reviennent au dedans, se transforment, et sont généralement fort opiniâtres. Elles sont diathésiques, par cela même qu'elles ont leur principe dans les profondeurs de l'organisme, le principe morbide modifiant la crase des liquides et la composition des solides.

La dartre, dans ses diverses formes, affecte des tissus différents. Occupons-nous des deux principales : la forme cutanée ou affection dartreuse proprement dite; la forme muqueuse ou dartre secondaire. La première comprend toutes les dartres, depuis le simple furfur, jusqu'à la dartre rongeante, et en général toutes les éruptions chroniques. Le second comprend toutes les irritations des membranes muqueuses, lorsque ces irritations sont chroniques et dues à un principe dartreux.

Nous faisons nos réserves pour les maladies de la peau dues à des parasites. Mais ces affections à apparences dartreuses présentent deux indications à remplir : l'une consiste à détruire le parasite par des moyens appropriés ; l'autre, et celle-ci nous concerne, exige l'emploi de moyens capables de modifier l'état général, ordinairement asthénique et lymphatique, et c'est ce que font fort bien les Eaux salviennes.

Toute dartre existant chez des sujets sanguins, irritables, musculeux, faisant bien leur digestion, et se trouvant dans de bonnes conditions de santé générale, est peu en rapport avec l'action curative de ces eaux.

Les dartres qu'elles guérissent le mieux sont sèches, squameuses, s'attaquant à des sujets nerveux-lymphatiques, ou lymphatiques-sanguins et lymphatiques ; ils sont affaiblis, leur nutrition se fait mal, et le sang est appauvri.

Les sujets plus ou moins forts en apparence, mais faibles en réalité, et n'offrant l'extérieur d'une bonne nutrition que par l'abondance des sucs blancs, y voient guérir leurs dartres avec la même facilité, bien que chez eux ces lésions soient quelquefois humides et suintantes. Mais dans tous les cas, il est nécessaire de réitérer l'emploi de ces eaux, non-seulement dans la même année, mais plusieurs années de suite. Et les résultats obtenus par cette pratique sont fort beaux et bien enviables, si l'on pense à l'opiniâtreté des dartres et à leur ancienneté, chez la plupart des sujets qui viennent subir leur traitement à ces thermes.

Nous citerons parmi les cas de guérison : la fausse teigne ou favus muqueux, l'acné, certains mentagres non parasitaires, diverses dermatoses pustuleuses, quelques prurigos; une affection urticaire ancienne, récidivant chaque année; des éruptions de petits boutons rouges, se succédant partout le corps, à mesure que les premiers disparaissaient; des affections cutanées furfuracées eczémateuses et lichemoïdes; certains ulcères scabieux; des syphilides douteuses, des taches hépathiques, des érithèmes, des rougeurs siégeant aux extrémités et partout ailleurs, tenant quelquefois le milieu entre la couperose et l'engelure. Dans l'impossibilité de rapporter un grand nombre d'observations, nous en choisirons quelques-unes des plus tranchées.

Une dame de 35 ans, robuste, et d'un tempérament lymphatique-sanguin, éprouvait, depuis une dizaine d'années, des érysipèles tantôt phlegmoneux, tantôt érythémateux, au printemps et à l'automne. La menstruation était faible. Ces exanthèmes avaient, ce semble, remplacé de fréquents épistaxis. Du reste, cette dame jouissait d'une bonne santé, bien que les fonctions digestives fussent un peu lentes. Elle était pâle, et d'un caractère assez mou. Seize bouteilles d'eau en octobre 1856, et vingt-cinq au mois de mars suivant, suffirent pour opérer une guérison persistante. Cette dame en prenait seulement deux verres par jour; un, matin et soir.

Vers l'âge de vingt ans, un habitant des régions du nord étant venu dans le midi, fut soumis à des évacuations sanguines répétées, croyant mettre fin à certaines congestions irrégulières quant au siége. C'était un jeune homme sanguin-nerveux, irritable, de taille moyenne, et dont l'enfance avait été travaillée par le gourme, une ophthalmie opiniâtre et diverses irritations des systèmes lymphatique et cutané. Il alla prendre les eaux de Vals en 1850, pour une mauvaise disposition des organes digestifs. L'année suivante, diverses taches furfuracées se montrèrent à la peau; il s'y

joignit, en 1852, du prurit et quelques boutons mi-
liaires. Ayant subi à cette époque un traitement dépu-
ratif dont le sirop de salsepareille fit les plus grands
frais, il passa une année sans démangeaisons, et avec
fort peu de pityriasis. Une affection syphilitique contrac-
tée en ces temps-là, exigea un long traitement, et laissa
après elle d'abondantes taches hépatiques et une laryn-
gite chronique. Les eaux d'Aix en Savoie, en 1855, ne
modifièrent point son état, qui, en 1856 était tel : amaigrissement, teinte terreuse de la face ; peau sèche et
rugueuse, couverte de petites vésicules réunies par
groupes, et de plaques squameuses jaunâtres qui succé-
daient à ces vésicules ; çà et là de petites pustules laissant après elles une croûte noirâtre avec prurit ; des
taches hépatiques dans les parties supérieures du corps;
le larynx était d'un rouge foncé, lisse et très humide ; il
y avait des picottements, une petite toux, des renâcle-
ments de gosier, beaucoup de salive, et peu d'appétit
depuis longtemps. De loin en loin, tous les deux ou
trois mois, un mouvement fébrile forçait le malade à
garder la chambre, et l'affection cutanée s'aggravait
toujours à la suite. Il prit 20 bouteilles d'Eau en juillet
de cette année, 20 autres bouteilles en septembre, et
autant au mois de mars 1857. Depuis lors, tout symp-
tôme morbide a disparu, et l'état général est parfait.

Chez un enfant de deux ans, une croûte serpigineuse
s'étant étendue de la nuque aux oreilles, abandonna
bientôt ce siége pour envahir les joues, les paupières, et
couvrir la figure. Après 5 ou 6 mois de traitement par
divers moyens, l'iodure de potassium en particulier,
les parents découragés cessèrent toute médication.

Cependant l'enfant était émacié, très inquiet, dans
une fièvre constante, digérait mal, était très altéré, et
avait aussi des croûtes sur les mains. La toux et la lien-
terie achevaient de l'épuiser, lorsque les parents s'avi-
sèrent, sans aucun conseil de médecin, de mettre le pe-

lit malade à l'usage des Eaux salviennes, la première
année qu'on s'en occupait. L'enfant prit chaque jour 4
à 5 petits verres à Bordeaux de cette eau, mêlée à l'eau
commune. On le lavait à l'eau minérale. Au bout de six
semaines, il était complètement délivré. C'est à cette
époque que nous intervinmes pour le débarrasser d'une
diarrhée persistante. Aujourd'hui, 5 ans après, l'enfant
est parfaitement bien.

Une espèce de mentagre a été guérie chez un homme
de la campagne, par un mois de la saison aux Thermes
salviens, suivi de 20 bouteilles de leurs eaux qu'il prit
une fois rentré chez lui. Cet homme était lymphatique
sanguin, et porteur de cette dermatose à la lèvre supé-
rieure depuis 8 à 10 ans. Il avait usé de divers sirops et
de toutes sortes de pommades. Les croûtes renaissaient
sans cesse. Cet homme dont l'état général était fort
bon, est guéri depuis cette époque, c'est-à-dire depuis
3 ans.

Citons une dernière observation : c'est un *impetigo
sparsa* des plus étendus, de plusieurs années de durée,
chez une femme de 30 ans, habitant les environs d'Aiguebelle. Elle en fut débarrassée après avoir pris environ 60 bouteilles d'eau dans l'espace de 3 mois. Nous
rapportons volontiers ce fait, vieux de 7 à 8 ans, parce
qu'il est uniquement dû à la réputation que les Saintes-
Fontaines avaient conservée parmi les gens du pays ; aucun médecin ne les avait prescrites.

Nous ne saurions trop les recommander contre les
dartres, sous quelque forme qu'elles se présentent. Ce
sujet nous paraît trop important pour ne pas nous étendre davantage. Disons donc quelque chose de leur période muqueuse, ou secondaire, signalée plus haut ; car si
les résultats de la thérapeutique sont le critérium des
données pathologiques, nous devons admettre que l'her-
pétisme peut affecter, dans le cours de ses évolutions,
une portion des membranes muqueuses, soit par le

transport de son principe sur ces parties, soit par une répercussion, soit par une sorte de dégénérescence, ou par une disposition dyscrasique particulière. Or, l'eau salvienne qui guérit la forme cutanée, guérit aussi la forme muqueuse, et nous serions par cela seul autorisé à les rapporter à la diathèse dartreuse. Toutefois ces Eaux doivent être exclues du traitement de la forme aiguë; ainsi ne les croyons nous pas utiles, tout d'abord dans l'angine pultacée, ou herpétique, ni dans les moments de la recrudescence inflammatoire de toute affection due à la diathèse dartreuse.

Nous ne savons si les signes tirés de l'observation de la langue, dans les irritations gastro-pulmonaires, ont été caractérisés dans leurs différences, eu égard aux diverses causes de l'irritation; mais nous donnerons ici, d'après nos propres observations ces signes qui décèlent la diathèse dartreuse. La langue est habituellement pâle, blanchâtre et large; ses papilles, d'un rouge vif, sont boursouflées et s'élèvent comme autant de petits grains entourés de l'espace blanchâtre qui constitue le fond muqueux de la langue, et les sépare les uns des autres. Un peu plus de rougeur de ces papilles, la pointe de la langue d'un rouge plus vif, tels sont les symptômes indiquant une recrudescence de la dartre secondaire. Cet état de la langue est pour nous habituellement, un moyen de diagnostic dont nous avons eu souvent à nous féliciter dans des cas opiniâtres et complexes d'irritation des muqueuses pulmonaires et gastro-intestinales. Nous devons joindre à ces signes, l'apparition d'aphtes à la bouche sur le déclin des affections fébriles aiguës.

Un grand nombre de maux de gorge, de catarrhes, de gastrites, de diarrhées, de constipations, d'irritations vaginales et autres souffrances chroniques, lorsqu'elles sont opiniâtres, qu'elles s'aggravent en certaines circonstances, et s'amendent jusqu'à être latentes en d'autres, sont et doivent être rapportées à la diathèse en question : surtout quand l'état de la langue dépose de son existence, à défaut même de commémoratif. La pratique confirme cette assertion ; et, en guérissant ces affections muqueuses par les eaux salviennes, on affirme la dartre muqueuse.

Nous renvoyons pour l'énumération de ces maladïes au chapitre 9° (10) : *Affections diverses*, où nous indiquons celles qui n'ont pas trouvé place dans les autres chapitres. Toutes ces affections auxquelles on prodigue en vain les sangsues et les vésicatoires, que les tisanes émollientes, les antiphlogistiques et les bains ne font que pallier, que les opérations chirurgicales sont impuissantes à détruire doivent trouver leur guérison aux thermes salviens, à moins qu'on n'ait des médicaments plus directs et mieux appropriés à leur opposer. A condition, pourtant, de dissiper d'abord la recrudescence irritative, et de n'employer leurs eaux que dans la période asthénique et calme de ces affections.

C'est à la dartre muqueuse, que nous rapportons encore une foule de céphalées, de migraines, de gastralgies, de douleurs erratiques et rhumatoïdes, trop souvent attribuées aux rhumatismes, et que l'on guérit très bien aux Saintes-Fontaines. Voici trois observations concernant ces dartres larvées, ou si l'on veut secondaires et même tertiaires.

Après avoir conservé pendant une vingtaine d'années une dartre squameuse à la peau, un vieillard d'environ 60 ans, fort et vigoureux, se mit à la traiter par des bains fortement sulfureux (au sulfure de potasse), pendant près de deux mois. Au bout de ce temps, la dartre avait à peu près complètement disparu des membres et du tronc, et bientôt il n'en resta plus que des traces aux doigts et au front. C'est alors que le sujet fut atteint de douleurs erratiques partout et dans la poitrine, avec irritation de la gorge, et enfin d'une bronchite qui passa rapidement à l'état chronique avec crachats très abondants. Après 15 mois de cet état, il n'y avait plus ni dartres, ni douleurs, mais un catarrhe auquel son médecin donnait le nom de phthisie muqueuse. Consulté à cette époque, nous lui prescrivîmes du 19 mai au 1er juillet 1857, deux verres par jour de ces eaux mitigées avec du lait. Durant ce traitement, une vive irritation se fit sentir à la peau; il survint des pustules, des croûtes, et enfin les dartres eparurent moins d'un mois après la cessation du traitement. Mais ensuite, divers traitements appropriés demeurèrent sans résultat contre elles.

Un favus muqueux, accompagné de ganglions au cou et de marasme, ayant été guéri chez une petite fille de 8 ans, au moyen de remèdes inconnus, il survint des vomissements mélaniques, auxquels succéda, après quelques mois, une gastrite avec vomissements simples de nourriture après les repas. Cette infirmité n'excluait pas une apparence de santé, et dura deux années. A l'âge de dix ans, l'enfant, à la suite d'une vive frayeur, vit tout à coup cesser ses vomissements, et la teigne revint peu à peu. Nous conseillâmes cette eau. Elle fut prise, très inexactement néanmoins, durant presque tout l'été. La teigne disparut, mais pour revenir durant l'hiver. La même eau répétée dans les mois de mars et avril 1856, la guérit sans retour.

Un frère des écoles chrétiennes, limphatique nerveux, âgé de 26 ans, débile, sujet à des douleurs rhumatoïdes qui le gênaient dans l'exercice de ses devoirs, nous ayant consulté le 21 août 1856, alors que nous commencions à être fixé sur les propriétés de ces Eaux, nous présenta les symptômes suivants : Peau sèche et terreuse, sueurs rares, mucus nazal abondant, ainsi que la salive; langue large, pâle, avec les papilles très développées; les douleurs errent d'un membre à l'autre : tantôt en haut, tantôt en bas, et affectent de préférence le côté gauche; les digestions sont difficiles, et il semble qu'il a du sable dans la bouche. Il prit une bouteille d'eau minérale mêlée à autant d'eau commune pour deux jours, pendant 6 semaines. Consulté de nouveau au mois de mars 1857, après une amélioration remarquable, la même prescription exécutée avec fidélité pendant six nouvelles semaines, rétablit ce frère dans son état de santé habituel, et le délivra de ses douleurs.

CHAPITRE V.

De l'action spéciale des Eaux de Bondonneau contre les scrofules.

Prolégomènes pathologiques. — Indications spéciales de l'emploi des Eaux de Bondonneau dans les diverses dégénérescences scrofuleuses. — Observations cliniques propres à servir de types.

Cette affection générale, qui embrasse l'économie entière, et dont la disposition habituelle peut s'appeler lymphatique, doit s'attribuer à un principe morbide le plus souvent héréditaire, puisqu'il s'attaque même à des adultes d'un tempérament sanguin et même bilieux. Il n'est pas rare que la scrofule soit due à un état anormal du premier et du principal appareil de l'hématose, le système chylifère; car entre ce système et les organes digestifs, il existe une communauté d'action dont le résultat est l'absorption des sucs nutritifs.

Si les vaisseaux chylifères par des dispositions particulières, admettent dans leurs parois et jettent dans la circulation générale des sucs moins élaborés, il en résulte l'altération, la plénitude, l'obstruction des vaisseaux blancs. A son tour, la mauvaise qualité du chyle altère la composition du sang, d'où la diathèse dont il est ici question; ce serait la chlorose et l'anémie, si les sucs étaient insuffisants par défaut de vitalité du système chylifère, ou par des obstructions; car c'est de cette manière qu'il est quelquefois nécessaire d'envisager la diathèse chlorotique, laquelle n'est pas toujours, sans doute, due à l'absence du fer dans le sang.

Qu'un mauvais régime, l'abus des aliments farineux non fermentés, l'action du froid humide, le défaut d'air et d'exercice, un régime enfin tel que l'étiologie des affections scrofuleuses le signale, soit capable de les développer, c'est ce qui ne peut être mis en doute; mais il faut le plus souvent remonter à une cause prédisposante spéciale, à un vice héréditaire, à la syphilis dégénérée, si l'on veut; et dans tous les cas, les eaux salviennes sont parfaitement indiquées. Elles sont aussi aptes à combattre ces diverses causes, que la diathèse scrofuleuse elle-même.

En effet, il se produit dans le système lymphatique les mêmes phénomènes que dans le système veineux, par des causes d'un autre genre, c'est-à-dire une diathèse spéciale, des plénitudes, des obstructions, des engorgements. Avec cette différence pour le système lymphatique, d'un défaut d'élaboration et d'animalisation des sucs nutritifs; pour le système veineux, d'un excès d'élaboration et d'animalisation, d'où la diathèse veineuse, suite ordinaire d'excès de table et d'aliments trop succulents, trop azotés ou animalisés. Ces caractères différentiels des deux diathèses se réfléchissent sur le moral, qui est apathique, dépourvu d'excitabilité et de spontanéité dans l'état lymphatique, irritable, morose et même hypocondriaque dans l'état veineux.

La scrofule est remarquable par l'atonie des nerfs de la vie organique, principe de tous les désordres de la plasticité et de la nutrition. La circulation de la lymphe languit, ce liquide abonde, les ganglions s'engorgent; enfin, il se produit des inflammations lymphatiques, des ulcérations, des caries de même nature. Nous citerons ici un autre signe distinctif du lymphatisme d'avec la veinosité. La peau éminemment pourvue de vaisseaux lymphatiques, reste plus longtemps fraîche, souple, blanche et même boursouflée par des liquides blancs. C'est tout le contraire pour la veinosité. Et ceci explique comment il se fait que des personnes dont le système cutané offre ces caractères de santé et de lymphatisme, comme celles dont la peau est flétrie, desséchée, sans vitalité, trouvent aux thermes salviens la guérison de leurs maux. Ajoutons que là scrofule finit également, dans une période avancée, par priver la peau de sa vitalité, et de ses sucs, en les concentrant sur d'autres points, ou en tarissant leurs sources.

Voici maintenant, quant aux indications de cette eau, les données les plus sûres de l'expérience.

Les personnes lymphatiques, qui éprouvent une faiblesse générale, une diminution de leur appétit, de leurs règles, et d'autres maladies encore peu déterminées, en feront usage chaque année, et même deux fois l'année, pour exciter le système végétatif, rétablir les fonctions dans leur activité normale, procurer une hématose plus complète; elles préviendront ainsi des maladies et des infirmités propres à leur constitution. Ces personnes pourront employer les doses les plus élevées. A celles-là on permettra plutôt qu'à toutes autres, et avec plus d'avantages, d'en prendre quatre à six verres par jour, d'en boire aux repas, et d'user largement des bains.

En général, plus l'âge des malades travaillés de la scrofule est tendre, plus tôt et mieux ils ressentent la bienfaisante action de ces eaux. Aussi, les enfants, à peu près sans exception, y trouvent-ils la restauration de l'hématose, la stimulation des fonctions digestives, la réparation de leurs forces, et la guérison de la plupart des maladies de leur âge : carreau, ramollissement des os, engorgements glandulaires, éruptions du cuir chevelu, croûtes serpigineuses, crises de croissance, convalescences interminables, dispositions aux vers, aux diarrhées, aux rhumes : non moins que des ulcères blafards, des dermatoses chroniques, des abcès froids, des tumeurs blanches, des lésions suppurantes.

Leur indication est formelle chez les sujets de tout âge ayant des ganglions habituellement engorgés, ou s'engorgeant et s'enflammant de temps à autre ; chez les jeunes personnes et les femmes mal réglées, ou aménorrhéiques, dont la torpeur utérine dépend du lymphatéisme ; chez celles qui sont affligées de flueurs blanches habituelles, avec ou sans engorgement du col de la matrice ; chez des adultes travaillés de ces ulcères scrofuleux ambulants qui sillonnent la peau en se bornant à son tissu, et ne se cicatrisant d'un côté que pour s'étendre de l'autre, ou de ces ulcères ravageant de la même manière les os longs, en laissant après eux des fistules et une longue traînée de cicatrices.

Les engorgements des glandes lymphatiques doivent être distingués en deux catégories : les uns sont dûs à l'affection d'un organe voisin : tels sont les ganglions de l'aine dans le sarcocèle et le cancer de la matrice, les ganglions de l'aisselle dans le cancer du sein ; ces sortes de ganglions, lorsqu'ils sont purement symptômatiques et secondaires, et qu'ils n'ont rien de squirreux, trouvent aux thermes salviens un moyen de résolution et de désobstruction qui peut simplifier beaucoup la maladie principale. Les autres engorgements sont essentiels, dépendent directement de la scrofule : telles sont les adénites cervicales, mésentériques, les ganglions qui accompagnent la teigne ; ces eaux les dissipent, en même temps qu'elles amandent et guérissent la diathèse qui les produit.

Enfin, dans les degrés avancés de la scrofule, alors que la vitalité abandonne la périphérie, que des lésions organiques ou de vastes surfaces suppurantes occasionnent d'énormes déperditions, que la cachexie allume une fièvre lente, souvent inexorable, les Saintes-Fontaines sont encore quelquefois une ressource ultime, une dernière voie de salut, qu'on aura la consolation d'ouvrir aux malades.

Nous terminerons ce chapitre par deux observations qui tiendront lieu d'un grand nombre d'autres, pour rester dans les limites de cet opuscule.

A des ganglions fort engorgés et gênant les mouvements, se joignit dans l'automne 1856, chez un enfant de 8 ans, une bronchite qui se prolongea jusqu'au printemps. A cette époque, l'enfant très lymphatique, avait considérablement maigri : il était sans appétit, sa voix était rauque, la toux énorme et presque continuelle, avec râle muqueux très fort, et oppression ; de plus : langue et bouche humides, diarrhée modérée, peau sèche et flétrie, légère conjonctivite avec boursoufflement du bord libre des paupières et lippitude. Enfin les ganglions du cou étaient fort engorgés ; une tuméfaction moindre existait à ceux de l'aine, et le ventre était fort gros. En cet état de choses, l'enfant ayant usé pendant plusieurs mois, à diverses reprises de l'huile de foie de morue et de pommade à l'iodure de potassium, puis ayant fait en dernier lieu un traitement de deux mois avec d'autres médicaments purement internes, nous conseillâmes les Eaux dont nous parlons. Il en prit trois verres par jour en six fois durant tout le mois d'avril, puis pendant six semaines en juin et juillet, en y joignant les bains. Après cette médication, le petit malade avait repris sa fraîcheur, son appétit, ses forces, il n'y avait plus de diarrhée, presque ni toux, ni oppression, et l'on ne voyait que peu de ganglions engorgés. Cependant, le printemps de 1857 ayant commencé à ramener les accidents scrofuleux de l'année précédente, il suffit de 25 bouteilles d'eau prises dans le cours de 2 mois, pour s'opposer à la maladie et confirmer la santé.

Une jeune femme lymphatique, à la peau très blanche, au caractère nonchalant, jouissant d'une exquise sensibilité, avait été sujette pendant son enfance à mille accidents scrofuleux : écrouelles, ophthalmies purulentes, pityriasis. Plus tard, quelques symptômes de la danse de Saint-Guy cédèrent aux premiers flux de la menstruation, qui s'opéra fort irrégulièrement et faiblement jusqu'à l'âge de 19 ans. A cette époque, la chlorose la rendit fort malade, et elle prit en deux années les Eaux de Vichy et d'Uriage. A 22 ans, elle était bien réglée, et éprouvait depuis un an des pertes blanches glaireuses, des pesanteurs dans le bas-ventre, quelques ténesmes utérins à l'approche de la menstruation, et un léger suintement derrière l'oreille gauche, dont le pavillon était le siège, pendant tous les hivers, d'une espèce d'engelure. Le mariage qu'elle venait de contracter opéra une congestion fâcheuse sur l'utérus, avec gastropathie symptômatique : l'oreille se dégagea complètement et pour toujours, la menstruation devint difficile et irrégulière, la migraine et des vomissements la précédaient et la suivaient. Le ténesme utérin, la pesanteur, la chaleur, les coliques utérines ne cessèrent presque pas ; les digestions furent lentes, pénibles, souvent avec vomiturations ; et des flueurs blanches glaireuses, presque de tous les jours, commencèrent à l'affaiblir. Diverses consultations et des traitements compliqués n'obtinrent, pendant deux années, aucun résultat satisfaisant. Notre avis, en 1856, fut que la malade prendrait tous les 3 mois 30 bouteilles d'Eau salvienne en 2 mois, laissant un autre mois d'intervalle. 60 bouteilles seulement furent consommées cette année là, mais avec tant d'avantage, que la malade n'hésita pas à les prendre encore l'année suivante. La guérison fut complète. Nous en exceptons des flueurs blanches laiteuses qui subsistèrent encore quelques mois à un faible degré, et qui cédèrent à d'autres moyens. Nous devons faire remarquer le changement opéré par les eaux dans cet écoulement : tandis que la leucorrhée était glaireuse d'abord,

et attestait un engorgement dans le col de l'utérus,
elle devint ensuite laiteuse, et n'exprimait plus qu'une
sorte de vaginité, une hypérémie de la muqueuse
vaginale.

CHAPITRE VI.

Des affections veineuses, de la veinosité morbide et de la pléthore abdominale.

Des congestions et stases veineuses, de leur cause et de leur mécanisme. — Des fluxions veineuses actives et passives. — Indications spéciales des Eaux de Bondonneau : hémorroïdes, troubles de la menstruation, stérilité par veinosité, stases variqueuses, pléthore veineuse abdominale, hypocondrie. — Observations cliniques.

C'est dans les organes de la digestion et leurs annexes, dans l'utérus et ses dépendances, et enfin dans tout l'organisme, que siégent ou retentissent les affections veineuses dont la cure réclame l'eau des thermes qui nous occupent.

L'ensemble du système nutritif, composé des appareils de l'absorption, de l'exhalation, des sécrétions, de la chylification, fonctionne sous l'influence des nerfs de la vie organique, lesquels établissent entre tous ces appareils une solidarité nécessaire à la santé. L'excès ou le défaut de sensibilité de ces nerfs, les mauvais matériaux fournis par les vaisseaux chylifères, les sucs trop ou trop peu élaborés, introduits par le système lymphatique dans le torrent de la circulation, créent le lymphatisme ou la veinosité, suivant le genre d'altération produite.

L'encombrement, l'excès des molécules de décomposition dans le sang veineux, le défaut d'élimination des matériaux organiques vieillis au sein des organes, certaines dispositions héréditaires, arthritiques, hémorroïdaires, retombent sur le système veineux en général, et sur le système veineux abdominal en particulier. Ici, la diathèse est occasionnée, nous le répétons, par des matériaux trop animalisés, dépourvus d'alcalinité, devenus même acides; et les causes en sont : la vie trop sédentaire, la bonne chère, les épices, les boissons fermentées, les fatigues excessives, unies à un régime trop animal, les excès qui épuisent les forces, et usent rapidement les éléments organiques, tel est l'abus des plaisirs vénériens. Par des causes de ce genre, il arrive, pour citer un exemple, que le sang rapporté par les veines au cœur ou au foie, peut excéder la capacité de leurs vaisseaux, ou de leurs débouchés, peut surpasser les aptitudes fonctionnelles de l'organe, par conséquent être refoulé sur les parties qui le fournissent : le poumon, le cerveau, les intestins, les vaisseaux de la surface muqueuse et cutanée, ou de la périphérie; de là des pesanteurs, des embarras, de la subirritation, des chaleurs âcres, des dilatations veineuses, des engorgements; de là des varices à la peau, à la base du crâne, au mésentère, etc....; de là des engouements pulmonaires, des pléthores du cœur, et l'embarras des gros vaisseaux, affections qui appellent l'usage des eaux en question, tout aussi bien que l'asthénie des organes sécréteurs et des muqueuses, par engouement et défaut de ton de leurs vaisseaux capillaires. Le foie, surtout, cet organe essentiellement veineux, et la rate, si mystérieux dans les fonctions ordinaires de la digestion et de la chylification, activent leurs fonctions sous l'abondant stimulus du sang veineux; ils s'irritent, s'affaiblissent, s'engorgent et entraînent l'engorgement des intestins, des veines hémorroïdales, et des autres organes de la cavité abdominale.

Tandis que les eaux salviennes, sous le rapport de la diathèse scrofuleuse, sont parfaitement adaptées au tempérament lymphatique et au jeune âge, chez lequel

abondent la lymphe et les sucs blancs ; elles sont, eu
égard à la diathèse veineuse, parfaitement convenables
à la vieillesse, exubérante en sang veineux par le mouvement plus actif de décomposition ; aux hommes de
bonne chère, chez lesquels le système veineux abdominal s'exagère beaucoup ; aux femmes dans les deux
époques de la puberté et de l'âge critique, à cause de
la prédominance du système veineux utérin ; et aux
personnes qui, ayant abusé des purgatifs, sont soumises
à des stagnations de sang, au ralentissement de sa circulation dans l'abdomen, et aux obstructions consécutives.

Il ne faut pas confondre l'affection veineuse asthénique dont il est ici question avec cette veinosité pléthori-
que dont elle est quelquefois la conséquence. Cette veinosité est active, existe chez des sujets vigoureux, aux
fonctions digestives intactes, à l'hématose louable, et ils
préfèrent boire ces eaux à table comme moyen prophy-
lactique.

De toutes les hémorrhagies qu'elles peuvent guérir,
nous ne connaissons que l'épistaxis des jeunes gens et des
enfants cacochymes, et les hémorrhagies passives chez
des sujets affaiblis ou lymphatiques, lorsqu'elles sont
dues à l'exaltation du sang par les vaisseaux affaiblis
des surfaces muqueuses. Les hémorrhoïdes sont de ce
nombre.

Quelquefois, la pléthore veineuse utérine provoque
chez les femmes un érithysme qui s'oppose au flux
menstruel : les règles sont faibles, difficiles, en retard;
leur sang est noirâtre, et son écoulement ne se fait pas
sans coliques ni ténesme; il y a même une chaleur abdominale qui envoie ses bouffées incommodes vers la poitrine et la tête. C'est le cas d'employer les eaux salviennes, et d'en mitiger ou diminuer d'autant plus les
doses que l'on observe chez les malades une plus grande
activité vasculaire.

D'autre fois le flux menstruel est détourné et amoin-
dri par une surabondance de sécrétions muqueuses sur
d'autres organes : la muqueuse pulmonaire, par exemple, ou encore par des éruptions à la peau, par des congestions partielles. Ces cas sont encore pleinement du
ressort de ces eaux, bien que le sang des menstrues soit
appauvri, séreux, et précisément à cause de cela.

Il est probable qu'à la longue elles agissent favora-
blement dans les affections variqueuses, en rétablissant
l'harmonie entre les diverses parties du système circulatoire. Mais il est certain que les vaisseaux reprennent
leur tonicité sous leur influence, et que l'on voit cesser
une multitude de malaises qui peuvent être rapportés à
l'atonie, et même à la dilatation de ces vaisseaux : tels
sont les vertiges et une sensation de plénitude à la tête,
l'appréhension par engouement du tissu pulmonaire,
avec certaines palpitations par l'embarras des gros
troncs veineux, quelques irritations du larynx, des
yeux, du nez, une variété de bourdonnements d'oreilles,
et certains maux d'estomac; même la stérilité par
suite de l'engouement veineux des organes de la génération.

Nous avons envoyé aux Saintes-Fontaines, avec la
certitude d'une guérison qui n'a pas failli, des sujets
affectés de la diathèse veineuse à un degré très avancé.
Chez eux, la difficulté que le sang éprouvait à revenir
des parties intérieures occasionnait des stagnations, des
œdèmes, des ascites, terminaisons assez communes de la
suractivité digestive chez les hommes de bureau et de
bonne chère.

Un employé des bureaux d'une préfecture du midi,
s'en allant, au mois de juillet 1856, prendre les eaux
en Suisse, s'arrêta pour nous consulter à Montélimar :
48 ans, tempérament bilieux, amaigrissement depuis 5
à 6 ans, et abus des purgatifs ; taille moyenne, teint ic-
térique, grande faiblesse musculaire, hypocondrie,

selles très irrégulières, cessation d'un flux hémorroï-
dal, taches furfuracées à la figure, peau sèche, chaleurs
abdominales, digestions difficiles avec sentiment de chaleur, flatuosités, rapports acides, douleurs lancinantes
dans les régions hépatiques et spléniques, ventre proé-
minent et tendu, œdème des extrémités inférieures en
se levant le matin, bouffissure de la face, perte de l'appétit. En cet état, il prit deux verres d'eau par jour
pendant quinze jours; puis pendant le mois suivant,
trois et enfin quatre verres. Ce traitement suffit pour
rendre les couleurs, la gaîté, l'appétit, pour humecter
la peau, activer le cours du sang, régler les selles, dissiper la faiblesse et l'œdème. Il se crut guéri, et partit
en promettant de revenir l'année suivante. Nous ne l'a-
vons plus revu.

Une dame de 52 ans, obèse, que son rang condam-
nait à paraître et à tenir bonne table, se mit trop tard
à un régime sévère, et demeura, pendant plusieurs années, fatiguée de palpitations tumultueuses, dès qu'elle
ingérait la moindre quantité d'aliments; le foie s'était
engoué, et elle éprouvait de légères atteintes d'ictère
deux ou trois fois par an, sans cause connue. Avec
cela, diarrhée opiniâtre consistant en deux ou trois
selles verdâtres liquides par jour; perte de l'appétit,
bouffées de chaleur s'élevant de l'épigastre, tension et
gonflement du ventre, vents aussi incommodes par
leur fréquence que par leur incarcération; faiblesse
musculaire et aspect blafard. Cinquante bouteilles
d'eau bue dans l'espace de trois mois, au printemps
1855, rétablirent cette dame, au point qu'elle n'é-
prouva plus aucune de ces indispositions habituelles,
et qu'elle put reprendre le soin de sa maison, et son
genre de vie antérieur à sa maladie.

Mais le médecin n'a pas toujours à faire à des maladies chroniques graves; il est souvent consulté par
des personnes travaillées de rougeurs à la peau, d'éry-

thèmes siégeant de préférence à la joue et au nez, de fluxions érysipélataires se renouvelant en certaines saisons, l'été surtout, ou à des époques plus ou moins fixes : chez les femmes, au moment des règles, ou lorsqu'elles cessent, et même longtemps après ; chez les hommes, après des indigestions ou certains écarts de régime : il peut prescrire les eaux salviennes en toute sécurité.

Diverses éruptions, des furoncles, des pustules furonculeuses, des orgelets se succèdent parfois avec la plus ennuyeuse continuité ; certaines fluxions et engelures, qui reviennent sans cesse, guérissent par le même moyen employé avec opiniâtreté pendant deux ou trois mois, plusieurs années de suite. Dans tous ces troubles de la circulation capillaire, avec stagnation et engorgement, la diathèse veineuse est mise en jeu par la diathèse dartreuse, ou combine ses effets avec quelqu'autre principe morbide.

Hypocondrie. — C'est ici le lieu de dire un mot de cette affection triste, que les eaux salviennes guérissent en rétablissant les fonctions digestives et la circulation veineuse abdominale dans leur état normal. L'hypocondrie rend l'homme égoïste, il rapporte tout à lui, n'entretient les autres que de ses maux. Deux objets le préoccupent exclusivement : ce qu'il mange et ce qu'il souffre ; ou plutôt une seule chose l'absorbe : la digestion. Il choisit, il combine ses aliments et ses boissons, il en suppute les effets ; une cuillerée de soupe, quelques fraises, une goutte de vin, sont pour lui des sujets de dissertation. Les médecins ont souvent à gémir sur les difficultés que présente la guérison de ce malades ; car ils le sont en réalité. L'appareil digestif souffre essentiellement et avant tout. Ces eaux nous offrent un remède capital à ces maux.

Il est d'observation journalière que le physique influe

sur le moral. Nous savons tous que le lien qui unit in-
timément, ici-bas, l'àme au corps, est inaccessible à
notre science; mais nous savons aussi, bien qu'on en
ignore le comment, que les nerfs de la vie organique et
végétative ont de grands rapports sympatiques et d'harmonie fonctionnelle, avec les nerfs de la vie de relation,
et qu'il s'élève des profondeurs de la matière et du sein
des viscères ou s'élaborent les matériaux de la nutrition,
des effluves innominées, des instincts mystérieux, des
auras, qui, par des voies impénétrables parviennent à
modifier les dispositions et les aptitudes morales de
l'individu. Chaque jour nous voyons la stagnation veineuse abdominale et l'embarras du processus plastique
appesantir l'esprit, et quelquefois lui communiquer
cette concentration morbide qui a reçu le nom d'hypocondrie. La prédominance de l'action gastrique et nu-
tritive, qui n'est le plus souvent que le premier degré
de ces stagnations, de ces souffrances de la circulation
veineuse, rend déjà l'homme grossier dans ses goûts,
violent dans ses passions, égoïste.

On peut, dans tous les autres appareils organiques,
observer des modifications morales correspondant à l'appareil prédominant. Ainsi, l'irritation sanguine ou nerveuse des organes génitaux, l'habitude des jouissances
libidineuses, excitent à la lascivité, et tournent vers les
plaisirs vénériens toutes les aptitudes morales.

Mais la circulation facile, la nutrition normale, la
juste coordination des éléments du corps disposent à la
gaîté, au calme, à la douceur, à la bienveillance, aux
passions rieuses et expansives. En modifiant les humeurs et les organes, dans leur vitalité et dans leur
stimulus, pour les ramener à l'état physiologique, on
modifie donc aussi le moral, et c'est pour cela que l'hypocondrie cède à l'eau salvienne convenablement ad-
ministrée.

CHAPITRE VII.

De l'opportunité des Eaux minérales de Bondonneau dans les diathèses arthritiques et calculeuses.

Indications des Eaux de Bondonneau dans les affections rhumatismales, le diabète, la gravelle, la goutte, et les lésions tophacées des jointures. — Observation clinique sur la cure de la goutte.

Tant que le principe goutteux ne trouble point l'équilibre dans les éléments du sang, et qu'il existe une réaction éliminatrice des produits acides, ou acidifiants, par les sueurs ou les urines, il est hors de la sphère d'action des eaux en question. Ces eaux n'ont d'efficacité contre la goutte, que dans les cas où l'organisme est dans l'asthénie et souffre d'un défaut de nutrition ou d'assimilation. Il cesse alors de réagir sous le stimulus arthritique devenu plus puissant par la faiblesse du sujet. L'urine dépose les matériaux des calculs dans la vessie même ou dans les capsules rénales ; ou bien ces matériaux passent dans le torrent de la circulation, et vont former sur les articulations les trophes arthritiques.

Il est même reconnu que la matière de ces calculs ou de ces trophes se dépose quelquefois sur le cristallin ou sur ses membranes, sur diverses portions du cœur et de ses valvules, etc... d'où la cataracte arthritique, certaines hypertrophies ou ossifications des valvules du cœur, du ressort de ces eaux ; le diabète lui-même y rentre naturellement dans sa première période, quelque nature qu'on lui assigne; car nous ne voulons pas préjuger la question de son essentialité, ni celle de son siége.

Nous en dirons autant des affections réputées rhumatismales, et dépendant des mêmes perversions des sucs nutritifs. Elles sont ordinairement anciennes, atteignent les viscères, errent d'un point à un autre, ou se fixent sur une membrane, une aponévrose, et sont plutôt symptômatiques des affections dont il s'agit, que réellement rhumatismales : telles sont certaines cardialgies, entéralgies, gastralgies, souffrances asthmatoïdes, etc..., dont l'eau salvienne est le remède ; mais surtout certaines douleurs ostéocopes et rhumatoïdes consécutives à la gonorrhée virulente.

Un vieillard de 62 ans, bien conservé, d'une famille où la goutte est héréditaire, ayant eu lui-même à de longs intervalles, plusieurs accès de goutte, tous irréguliers et fort longs, fut enfin soumis à des douleurs arthritiques habituelles, après un de ces accès qui, en 1857, s'était prolongé au-delà de deux mois. Le tableau de son état en février de l'année suivante était celui-ci : impuissance à marcher et même à se tenir debout sans être fortement soutenu, gonflement douloureux du poignet et des doigts gauches, gonflement pareil du genou droit, raideur des articulations, douleurs erratiques partout, douleurs lancinantes dans le poignet, les doigts et le genou du malade, principalement la nuit et le matin ; léger gonflement aux angles du maxillaire inférieur, pâleur de la peau et des muqueuses apparentes, sécheresse de la peau et de la bouche, appétit nul et soif irrégulière, urines rares et chargées, selles rares, difficiles, et flatulences ; petite fièvre qui augmente le soir ; habituellement le pouls faible et fréquent, manque d'une pulsation sur 20 à 25; le malade est inquiet, taciturne, mais verbeux pour exposer et commenter ses souffrances ; il dort très peu. Un traitement de 3 mois par des moyens pharmaceutiques n'amena qu'un faible soulagement dans la fièvre, les douleurs et l'inquiétude. Mais l'usage de ces eaux, dont il prit 50 bouteilles (1) en juin et juillet 1858, le remit en l'état habituel. Dès la huitième bouteille, l'amélioration s'était prononcée et ne cessa de s'accroître.

(1) Les Eaux de Bondonneau supportent très bien le transport et se conservent parfaitement.

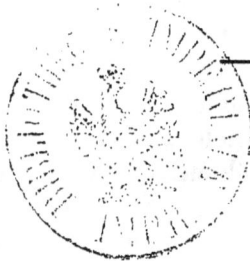

TABLE DES MATIÈRES.

NOTA. — Dans un prochain fascicule, l'auteur se propose de traiter des affections générales des systèmes sanguins et nerveux, des accidents de syphilis consécutive, et enfin des maladies diverses dans lesquelles les Eaux de Bondonneau peuvent rendre des services, comme certains catarrhes pulmonaires, quelques phthisies, divers engorgements du foie, et de la rate, certaines maladies scrofuleuses des yeux, de l'oreille et du nez, etc., etc.

www.ingramcontent.com/pod-product-compliance
Lightning Source LLC
Chambersburg PA
CBHW071331200326
41520CB00013B/2935